AF325207

LA
QUESTION DU LAIT

OU

TRAITÉ ANALYTIQUE ET CRITIQUE

DE TOUTES LES MÉTHODES PROPOSÉES ET ADOPTÉES
DANS L'ALIMENTATION, SA QUALITÉ, SON EFFET, LE CHOIX QU'ON
EN DOIT FAIRE SELON L'USAGE, L'AGE, LE TEMPÉRAMENT

Par J. ANDRIEU

MEMBRE TITULAIRE DE LA SOCIÉTÉ D'HYGIÈNE DE L'ENFANCE
ET DE PLUSIEURS AUTRES SOCIÉTÉS

DEUXIEME ÉDITION

PARIS

IMPRIMERIE FAUSTIN GAUDOIS

43, RUE DE MAUBEUGE, 43

1891

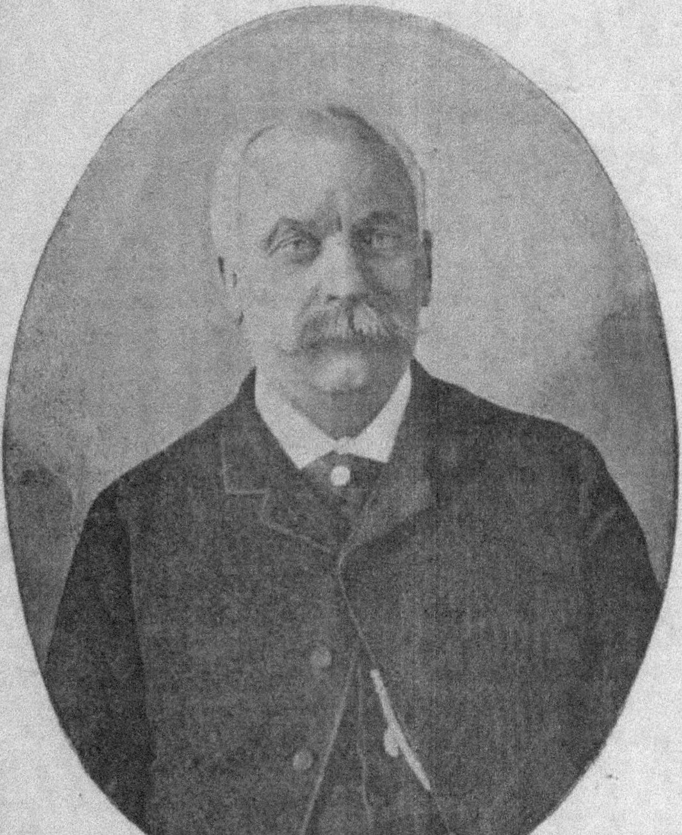

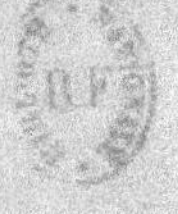

J. ANDRIEU

ALLAITEMENT HYGIÉNIQUE

DE L'ENFANCE

Le degré de développement et la croissance de l'enfant nouveau né, l'état florissant de sa santé, sa vigueur et sa beauté dépendent non seulement de la conformation régulière de son corps, mais encore, et beaucoup plus, du fonctionnement des organes destinés spécialement à s'assimiler certaines matières propres, à alimenter et à fortifier l'organisation en général.

Grâce aux traités d'hygiène, nous sommes en mesure d'apprécier les procédés au moyen desquels l'acte de nutrition s'effectue dans les conditions les plus favorables à l'entretien de l'organisme chez les enfants; et l'on peut dire que l'un des premiers devoirs des parents est de se conformer strictement, dans ces questions, aux indications fournies par la science.

La question s'aggrave lorsqu'au lieu de l'allaitement maternel ou celui d'une nourrice, il faut avoir recours aux succédanés de ce lait.

Cette question de l'allaitement artificiel a été souvent débattue par les représentants les plus autorisés de la science, et tous les hygiénistes éminents ont déclaré que, pour une alimentation régulière et rationnelle des jeunes nourrissons, le lait de vache est sans contredit préférable à tous les autres. C'est, en effet, celui qui, par ses principes, se rapproche le plus du lait de la femme, et par suite celui qui peut le mieux le remplacer.

Il renferme, en effet, tous les éléments histogénétiques, c'est à-dire constitutifs du corps humain, et toutes ses parties sont homogènes.

Mais, pour qu'on puisse retirer du lait tous les précieux avantages qu'on est en droit d'en attendre, il est indispensable qu'il ait été produit par des vaches en excellente santé et appartenant aux bonnes races. Il doit aussi être entièrement pur, et fraîchement trait. Cette dernière condition est importante, car le lait qui vient d'être trait est encore vivant, et dans cet état il s'assimile admirablement aux tissus des nouveau-nés, sans que leur organisme ait à accomplir un travail fatigant.

Il constitue un aliment léger, directement assimilable comme s'il avait déjà subi l'élaboration des organes digestifs, ce qui est indispensable pour l'estomac d'une petite créature dont la faiblesse ne supporterait aucun effort.

Du reste, qu'il s'agisse d'un nouveau-né ou d'une personne adulte, le lait agit toujours, quand il est frais, comme l'aliment parfait, comme le reconstituant par excellence ; il fortifie les personnes débilités, et, d'autre part, il exerce sur les personnes bien portantes une action calmante et rafraîchissante.

Mais, encore une fois, c'est seulement le lait bien frais qui possède toutes ces propriétés salutaires. Il ne faut pas oublier, en effet, que le lait est un liquide organique, pour le livrer tel qu'il sort du pis de la vache il ne faut pas laisser le temps aux microbes qu'il recèle de se développer en faisant subir aux matériaux nutritifs des transformations qui changent la constitution de la matière organique, car une fois la transformation faite, le lait qui la produit a épuisé son action en transformant complètement la nature : les microbes finissent même, avec le temps, par lui en lever toutes ses vertus bienfaisantes. C'est-à-dire qu'à mesure qu'on s'éloigne de la traite, le principe de vie s'éteint, les microbes contenus dans le lait passent par plusieurs phases successives, le second est engendré par le premier comme il engendre le troisième, qui ne sont, malgré leurs aspects différents, que des transformations d'un même individu. Après l'injection dans l'estomac de la personne à qui le lait a servi d'aliment, ces microbes subissent de nouvelles transformations qui les rendent nuisibles, ou tout au moins qui contrebalancent les propriétés hygiéniques nutritifs. On voit donc que la fraîcheur de cet aliment a une très haute importance.

Il faut même bien savoir qu'après que toutes les parties du lait ont été envahies par les microbes, dont chacun y prend la nourriture qui lui convient le mieux, le lait devient une sorte de liquide neutre, impropre à l'alimentation ; la matière organique en a pour ainsi dire disparu, et il n'y reste plus guère que des éléments insolubles, et tout en étant plus épais il est moins nourrissant. En outre, diverses causes influent sur la qualité du lait.

Elle varie selon les proportions diverses de ses éléments constitutifs, et ces proportions varient elles-mêmes suivant les espèces, suivant les individus, et, chez un même sujet, suivant l'époque plus ou moins éloignée de la parturition, et selon la nature des aliments que reçoit ce sujet, etc. Elle varie, en un mot, avec tous les agents hygiéniques, y compris les agitations de toute espèce.

L'emplacement où les vaches produisent le lait a aussi une très grande importance, car le liquide absorbe très facilement les émanations fétides du local où il se trouve, il se les assimile et s'incorpore leurs propriétés nuisibles, qu'il rend ainsi contagieuses.

C'est pour cette raison que les vacheries établies dans Paris sont extrêmement dangereuses pour la santé publique, et que le lait qui en sort engendre souvent de terribles maladies.

Il est un fait avéré, c'est qu'à Paris les vaches se turberculisent avec facilité par l'allaitement prolongé, étant condamnées à une inaction qui suffirait à compromettre leur santé et ne respirent qu'un air vicié, saturé d'émanations animales, d'acide carbonique expulsé des poumons.

Par suite de cette absorption continuelle de miasmes chargés de microbes, qui passent de l'air dans les poumons, et des poumons, dans l'organisme général ils lui inoculent, pour ainsi dire, la tuberculose, phthisie pulmonaire, qui (notons bien ce fait de la plus haute importance) est transmissible à l'homme par le lait des vaches qui en sont atteintes.

Du reste, un fait suffirait pour démontrer qu'il est impossible de maintenir les vaches en bonne santé dans ces conditions : les nourrisseurs parisiens, *intra* et *extra muros*, malgré tous les soins qu'ils peuvent apporter à l'alimentation et à l'hygiène de ces animaux, sont forcés de s'en défaire quand ils les ont eus six ou huit mois dans leurs étables.

Et cette remarque est encore plus vraie, si l'on réfléchit à ce fait important que ces vacheries seraient tout à fait impuissantes à se maintenir par elles-mêmes. Les animaux ainsi enfermés ne peuvent se reproduire, ils périclitent rapidement et ces vacheries seraient totalement anéanties au bout d'une durée *maxima* de deux ans, si l'on n'y introduisait constamment de nouvelles vaches. Pour nous, nous sommes avec ceux qui protesteront toujours contre de semblables doctrines.

Dans un rapport rédigé par MM. les membres de la

Société d'Hygiène de l'Enfance, appelés a visiter les étables des nourrisseurs de Paris, ont établit que la quantité d'air réservée à chaque vache dans ces étables n'est pas suffisante pour assurer le fonctionnement régulier des appareils respiratoires de ces animaux.

Le même rapport ajoute :

« Le soldat a droit à vingt mètres cubes d'air dans la caserne, et la vache, qui en absorbe beaucoup plus, n'a droit qu'à cette même quantité.

« D'après le règlement du service sanitaire de Paris, il serait indispensable, en égard à son poids et à son volume, que la vache eût au moins par heure vingt-cinq mètres cubes d'air, constamment renouvelé, pour pouvoir se conserver en bonne santé. »

On voit que nous sommes loin de compte ; et ces étables en plein Paris, sont, en somme, des endroits où l'acide carbonique est produit en quantités énormes, au grand détriment de la santé des animaux.

L'oxygène contenu dans l'atmosphère est bientôt entièrement absorbé, et l'équilibre nécessaire pour que l'air soit propre à la respiration est rapidement détruit. Au lieu de la proportion normale, qui est, comme on le sait, pour 100 parties d'air et 79 d'azote et 21 d'oxygène, l'air chargé d'acide carbonique sorti des poumons des animaux, présente une composition qui s'en éloigne de plus en plus. L'humidité et une température surchauffée achèvent enfin de corrompre l'air en le saturant de vapeurs d'eau.

Donc, on peut affirmer que la vache soumise au régime de la stabulation, privée d'exercice, de grand air et de soleil, ne donnera jamais qu'un lait pauvre et notoirement insuffisant ; un lait factice, de même qu'une plante de serre est tout à fait hors d'état de produire des fruits savoureux.

Or, si l'on réfléchit qu'à Paris beaucoup d'enfants ne reçoivent pas d'autre nourriture que ce lait pour ainsi dire artificiel et insuffisamment pourvu de principes nutritifs, on comprend les déplorables résultats de cet état de choses, et le rôle néfaste qu'il joue dans la mortalité des enfants, victimes du mauvais lait de la nourriture vicieuse et prématurée.

La nourriture donnée aux enfants a sur leur santé, en effet, une influence encore plus capitale que sur celle des adultes.

Pourquoi les enfants des campagnes sont-ils vermeils et robustes, tandis que ceux des villes sont si souvent pâles et rongés par l'anémie (qu'on regarde, par une folie de consolation, comme un signe de distinction) ?

A quoi attribuer cette différence, sinon à l'alimentation du premier âge, peut-être plus encore qu'aux conditions d'infériorité physiologique et hygiénique dans lesquelles sont placées les populations des villes par rapport à celles des campagnes ?

Or, dans l'alimentation des enfants, le lait joue un rôle non seulement prepondérant, mais même à peu près exclusif. Le bon lait prépare et forme l'homme physique dès sa naissance, comme les principes primitivement inculqués dans son esprit, forment l'homme moral, et rien ne peut remplacer cet aliment, le plus naturel de tous, dans les premiers temps de l'existence humaine.

On peut donc dire, et ceci est vrai, surtout pour Paris, que la pureté et l'authenticité du lait livré à la consommation, a une influence directe et puissante sur la conservation même de l'espèce.

Si l'on réfléchit à ce fait important, que l'homme est frappé par l'énorme mortalité qui pèse sur les enfants du premier âge, qu'on peut appeler infanticide par indifférence ; puisque l'enfant est véritablement le père de l'homme.

Cette importance incontestable du lait comme principal moyen d'alimentation pour l'enfant nous préoccupe depuis longtemps. Nous l'avons étudiée à fond, en nous inspirant à la fois des conseils de médecins éminents et de notre propre expérience.

Mais tous les travaux théoriques que nous aurions pu entreprendre, toutes les publications que nous aurions pu faire paraître pour éclairer le public à cet égard, n'auraient eu qu'une utilité pour ainsi dire négative, si nous n'avions pas offert le remède à côté du mal, si, en étudiant le problème, nous n'avions pas cherché à en donner, autant qu'il était en notre pouvoir, la meilleure solution.

C'est ce qui nous a décidé à faire de notre **Ferme de Beauregard**, située près de la gare de Nanteuil-le-Haudoin (Oise), un établissement susceptible de donner aux parents toute facilité pour procurer à leurs enfants un lait irréprochable avec toutes les garanties voulues de pureté, d'origine et de fraîcheur, un lait dont la composition répond parfaitement aux besoins de l'alimentation normale de l'enfant, et qui est fourni par des vaches se trouvant dans les conditions hygiéniques les plus satisfaisantes.

Un tel lait est bien difficile à trouver à Paris. D'abord, il faut bien qu'on le sache, aucun aliment n'est plus falsifié que celui-là. La falsification la moins nuisible dont il est l'objet, c'est l'addition d'eau ; encore peut-on dire qu'elle a des conséquences graves, car l'enfant qui n'a pas d'autre nourriture, le malade pour lequel le lait est non-seulement un aliment, mais encore un médicament, paient de leur santé, quelquefois même de leur vie, l'insuffisance des

Mais souvent les sophistications sont d'une nature encore plus coupable sur laquelle nous croyons devoir attirer l'attention. Ces adultérations, que l'on connaît par cela même du premier aliment de l'homme et qui n'a que bien peu des qualités du lait véritable, font que bien des personnes ne lui donnent pas l'importance qu'il mérite. C'est seulement au point de vue commercial, amenée par des principes économiques, poussée à ses extrêmes limites, par une concurrence effrénée et acharnée, qui pour être dit-on l'âme du commerce, n'en est pas moins l'une des principales causes de dégénérescence physique ; trop de faits ont malheureusement démontré la fréquence de ces infâmes pratiques.

Certains commerçants peu consciencieux vendent comme lait pur un produit qui n'est en réalité que du lait écrémé.

Voici comment on procède :

Dans les dépôts de lait des environs de Paris, on soumet cet aliment, dès qu'il est arrivé des fermes, à l'action d'une machine centrifuge dont la vitesse est de douze cents tours à la minute. On obtient ainsi 90.o/o de crème en une demi-heure.

Les 10 o/o qui restent sont manipulés, bouillis, puis ce prétendu lait, privé de la matière grasse et de presque tous les principes qu'il contenait à l'origine, est expédié aux parisiens comme lait véritable et authentique. Cette fraude est extrêmement fréquente.

D'autres falsificateurs, pour empêcher leur lait de tourner, y ajoutent du bicarbonate de soude ou une substance alcaline quelconque. Ce procédé masque la saveur du lait, et leur permet de réaliser de beaux bénéfices et de s'acquérir la confiance de leur clientèle, qui est persuadée qu'ils vendent un excellent lait

qui ne tourne jamais, quant au contraire ils ne livrent
à la consommation que des produits trop défraîchis pour
être vendus, s'ils n'avaient subi, au préalable, l'addition
que nous avons signalée. Or, il faut bien savoir que cette
addition de principes alcalins modifie les propriétés
du lait et lui fait perdre sa valeur alimentaire. Pour
les enfants en bas âge, le plus inoffensif de ces sels
est un poison violent, qui, même chez l'adulte, et à
plus forte raison chez l'enfant, détruit les globules
rouges du sang, c'est-à-dire engendre forcément
l'anémie.

On trouve aussi dans le commerce, du lait condensé,
privé de la plus grande partie des éléments constitutifs, dont la présence est démontré par l'analyse égale-
ment dans le bon lait et dans le corps humain.

Le lait stérilisé, qui est aussi mis en vente aujour-
d'hui, a généralement subi des manipulations qui le
rendent nuisible. Toutes ces préparations sont con-
traires à la nature, et il ne faut pas oublier que rien
ne vaut ce qui est naturel. On l'a dit il y a bien longtemps, la nature est le meilleur des laboratoires, et la
main de l'homme ne fait que gâter ce que la nature a
préparé, ce qui à l'origine était sain et pur.

Mais, comme on a pu le voir par ce que nous avons
dit plus haut, le lait peut fort bien être parfaitement
pur, c'est-à-dire être livré tel qu'il est sorti du pis de
la vache, et cependant être défectueux.

Ainsi, nous avons démontré que le lait produit par
les vaches enfermées dans les étables de Paris, ne
peut être bon. D'autre part, il est incontestable que le
lait provenant des départements un peu éloignés, de
la Normandie, de la Bretagne, quoique excellent à
l'origine, laisse beaucoup à désirer quand il nous par-
vient après un voyage assez long. D'abord, le temps
qui s'est forcément écoulé entre la traite et le moment

où il est livré à la consommation, l'empêche d'être frais; il ne saurait valoir au lieu d'arrivée ce qu'il valait au point de départ.

On ne peut donc s'étonner de voir tous les médecins expérimentés recommander pour les enfants, pour les malades, le lait provenant de fermes situées à peu de distance de Paris, et qui échappe aux inconvénients de la ville et à ceux d'une campagne trop éloignée. Ce lait, produit dans les meilleures conditions possibles, est livré très peu de temps après la traite, alors qu'il n'a encore rien perdu de ses précieuses propriétés.

Tel est celui de la **Ferme de Beauregard**, dont les dépôts à Paris sont **rue de Maubeuge, 49** et **boulevard Bonne-Nouvelle, 17.**

Dans cette ferme, les vaches appartenant toutes aux meilleures races, sont dans des conditions hygiéniques auxquelles on ne peut rien trouver à critiquer. Le régime tout particulier et véritablement rationnel auquel elles sont soumises, est l'objet des soins les plus éclairés. Leur nourriture est saine, abondante et bien choisie; leurs étables sont aménagées et conçues dans les conditions les plus hygiéniques et sont entretenues dans un état d'exquise propreté; l'air et la lumière y pénètrent en abondance; enfin et surtout les animaux peuvent paître en liberté les herbages. Ils ne sont pas soumis à ce régime meurtrier de la stabulation perpétuelle, dont on peut constater sur les vaches de Paris les lamentables résultats.

Or, il n'est pas douteux que la supériorité de ce produit tient à la présence dans les herbes fraîches, de certaines plantes aromatiques dont fourmillent les prairies.

> Ici des prés fleuris paissant l'herbe abondante,
> La vache gonfle en paix sa mamelle pendante,

La féconde génisse abandonne l'étable,
Mugit, et, du hameau nourrice inépuisable,

Broutant jusqu'à la nuit un gazon ranimé,
Grossit le doux trésor de son lait parfumé.

Ce mode d'élevage est le plus naturel, le plus avantageux sous tous les rapports ; il est en outre d'une extrême facilité.

Mais les précautions hygiéniques prises en faveur des vaches, si importantes, si indispensables qu'elles soient, ne suffisent pas cependant pour que le lait soit irréprochable. Ce que nous avons dit des influences auxquelles ce liquide est soumis et qui lui font subir des modifications fondamentales, montre suffisamment que les soins à lui donner après la traite sont très loin d'être secondaires.

Il est indispensable, si l'on veut éviter une infection quelconque du lait, d'avoir un local spécial où l'on verse le lait fraîchement tiré dans les vases de transport, et d'employer des récipients spéciaux pour le contenir et le conserver tel qu'il sort du pis de la vache.

Avec un produit d'une manipulation aussi délicate, et pour le mettre le plus possible à l'abri d'accidents microbiologiques, il est de rigueur de n'employer pour le transport du lait que des récipients spéciaux se distinguant par leur solidité et par leur propreté.

La propreté, du reste, doit constamment régner dans une laiterie, depuis le pansage et les soins journaliers des bêtes jusqu'au nettoyage des ustensiles propres à la traite, au coulage et aux divers transports du lait.

Mais une condition indispensable au succès, c'est la propreté absolue du biberon :

Cet appareil nécessite de grands soins. Les mères

doivent choisir de préférence le biberon le plus simple parce que le nettoyage en est plus facile.

Si l'enfant n'absorbe pas entièrement le contenu du biberon, il faudra jeter ce qui en restera, car le lait se caille, s'aigrit, il s'y développe des germes et des microbes.

Après chaque repas, l'appareil sera démonté et nettoyé soigneusement à la brosse et maintenu dans l'eau froide souvent renouvelée.

Sans cette méticuleuse propreté, le consommateur ne pourra jamais être certain qu'il n'y a aucune déperdition des bienfaisantes propriétés du lait.

Tous les *desiderata* que nous venons de formuler se trouvent réalisés à la **Ferme de Beauregard**, qui, par suite, est en mesure de rendre les plus grands services à l'hygiène de la consommation, si souvent compromise par les sophistications.

Cette ferme, située à peu de distance de Paris, dans un site pittoresque et charmant, où le climat est sain, l'air pur, l'eau salubre, offre toutes les garanties désirables. Par son double service quotidien de livraison dans tout Paris, elle peut livrer régulièrement le lait matin et soir, 75 minutes après chaque traite. Plus de huit cents membres du corps médical lui ont donné la préférence.

Pour terminer cette longue causerie et afin de bien montrer l'utilité d'un lait comme celui-là, nous croyons bon de reproduire les lignes suivantes, empruntées à un très intéressant rapport de M. le docteur Doucet :

« Le bon lait reste dans les pays d'origine, pour la fabrication des beurres et fromages, et nous n'avons à Paris que celui des Sociétés de laiterie. Celui-là, Messieurs, vous le connaissez tous : c'est le lait des épiciers et de la crèmerie du coin. »

Nous ouvrons ici une parenthèse pour rappeler les opérations peu honnêtes auxquelles se livre le « crémier du coin », comme dit le docteur Doucet, opération dont les moins malfaisantes sont l'enlèvement de la crème et l'addition de l'eau. Mais poursuivons notre citation :

« C'est celui dont le prix modique permet la consommation à tous, aux petites bourses surtout, qui ne sont pas les moins intéressantes.

« Pour bénéficier de la moins-value produite sur les transports par la qualité, le lait de plusieurs traites, de deux traites au moins, celles de la journée, est réunie dans les établissements des laitiers en gros.

« Là, il subit des manipulations assez nombreuses, dont le résultat est de le débarrasser d'une certaine quantité de crème, qui s'est produite depuis le moment où le lait est sorti du pis de l'animal.

« Le bicarbonate de soude a été proscrit dernièrement ; nous aimons à croire que le laitier en gros observera les prescriptions ; nous avons moins de confiance dans le détaillant.

« Disons toutefois que la coction presque complète à laquelle le lait est soumis chez les laitiers en gros, et qui le rend de digestion si difficile, tend à remplacer pour la conservation ce bicarbonate de soude. »

Décidément, nous ne pouvions mieux terminer que par cette citation, dont les constatations, émanant d'une bouche autorisée, sont vraiment instructives. Nous partageons absolument les idées de M. le docteur Doucet, et nous sommes heureux d'avoir pu les reproduire ici. Voilà le public dûment averti ; mais aussi, nous lui avons indiqué, en lui signalant la **Ferme de Beauregard** et ses deux dépôts, un infaillible moyen d'échapper aux dangers qui naissent des falsifications du lait

Nous adressons nos plus sincères remerciements à ceux de nos lecteurs, qui appréciant le mérite de notre lait ont secondé nos efforts par leurs recommandations, en vue du bien lui-même.

J. ANDRIEU.

Echantillons, franco, sur simple demande adressée à J. ANDRIEU, 49, rue de Maubeuge.

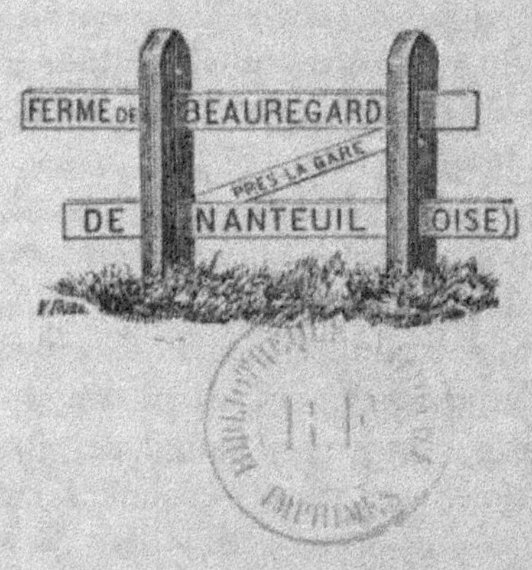

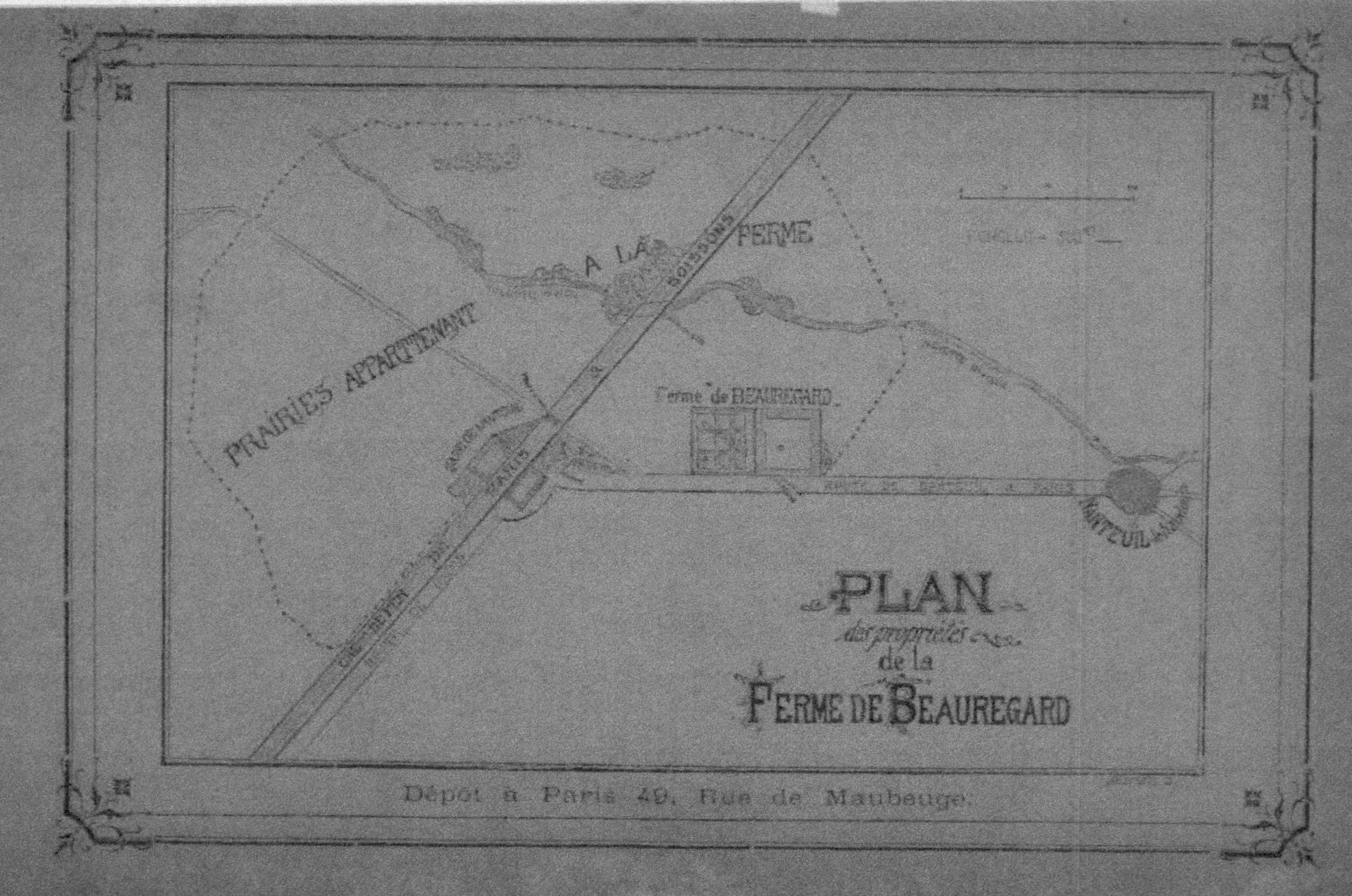
PRAIRIES APPARTENANT
A LA FERME
SOISSONS
Ferme de BEAUREGARD
NANTEUIL
PLAN
des propriétés
de la
FERME DE BEAUREGARD
Dépôt à Paris 49, Rue de Maubeuge.